DIETA PALEO

A dieta completa paleo para principiantes perderem peso

(Receitas definitivas para perda de peso)

Dugan Carvajal

Traduzido por Jason Thawne

Dugan Carvajal

Dieta Paleo: A dieta completa paleo para principiantes perderem peso (Receitas definitivas para perda de peso)

ISBN 978-1-989891-71-1

Termos e Condições

De modo nenhum é permitido reproduzir, duplicar ou até mesmo transmitir qualquer parte deste documento em meios eletrônicos ou impressos. A gravação desta publicação é estritamente proibida e qualquer armazenamento deste documento não é permitido, a menos que haja permissão por escrito do editor. Todos os direitos são reservados.
As informações fornecidas neste documento são declaradas verdadeiras e consistentes, na medida em que qualquer responsabilidade, em termos de desatenção ou de outra forma, por qualquer uso ou abuso de quaisquer políticas, processos ou instruções contidas, é de responsabilidade exclusiva e pessoal do leitor destinatário. Sob nenhuma circunstância qualquer, responsabilidade legal ou culpa será imposta ao editor por qualquer reparação, dano ou perda monetária devida às informações aqui contidas, direta ou indiretamente. Os respectivos autores são proprietários de todos os direitos autorais não detidos pelo editor.

Aviso Legal:
Este livro é protegido por direitos autorais. Ele é designado exclusivamente para uso pessoal. Você não pode alterar, distribuir, vender, usar, citar ou parafrasear qualquer parte ou o conteúdo deste ebook sem o consentimento do autor ou proprietário dos direitos autorais. Ações legais poderão ser tomadas caso isso seja violado.

Termos de Responsabilidade:

Observe também que as informações contidas neste documento são apenas para fins educacionais e de entretenimento. Todo esforço foi feito para fornecer informações completas precisas, atualizadas e confiáveis. Nenhuma garantia de qualquer tipo é expressa ou mesmo implícita. Os leitores reconhecem que o autor não está envolvido na prestação de aconselhamento jurídico, financeiro, médico ou profissional.

Ao ler este documento, o leitor concorda que sob nenhuma circunstância somos responsáveis por quaisquer perdas, diretas ou indiretas, que venham a ocorrer como resultado do uso de informações contidas neste documento, incluindo, mas não limitado a, erros, omissões, ou imprecisões.

Índice

Parte 1 1
Introdução 2
Capítulo 1 – Por Que Paleo? 3
LECTINAS 4
ÁCIDO FÍTICO 6
VOCÊ NÃO PRECISA SE PREOCUPAR COM LATICÍNIOS 7
A DIETA PALEO É SACIADORA 9

Capítulo 2 - Benefícios Reais Da Dieta Paleo 11
CÉLULAS SÃS 11
CÉREBRO FORTE 12
MAIS MÚSCULOS, MENOS GORDURA 13
OBTENHA TODAS AS SUAS VITAMINAS E MINERAIS ... 14
LARGUE A BANANA E COMA UM KIWI! 15
MELHOR DIGESTÃO E ABSORÇÃO 15
MENOS ALERGIAS 16
DIMINUI A INFLAMAÇÃO 17
MAIS ENERGIA 17
REDUÇÃO DE PESO 18
MAIOR SENSIBILIDADE À INSULINA 19
DIMINUI O RISCO DE DOENÇAS 19
ENCOLHA AS CÉLULAS DE GORDURA 20
VEREDITO 21

Capítulo 3 – Lista De Alimentos Da Dieta Paleo 21
CARNES DA DIETA PALEO 22
CARNES 22
PEIXES DA DIETA PALEO 25
FRUTOS DO MAR DA DIETA PALEO 26
VEGETAIS DA DIETA PALEO 26
ÓLEOS/GORDURAS DA DIETA PALEO 28
CASTANHAS DA DIETA PALEO 28

FRUTAS DA DIETA PALEO 29
LISTA DE ALIMENTOS NÃO PERMITIDOS NA DIETA PALEO 31
SUCOS ORGÂNICOS 33
GRÃOS 33
CARNES GORDUROSAS 36
COMIDAS SALGADAS 36
ÁLCOOL 38
SOBREMESAS 38

Capítulo 4 –Nutrição Da Dieta Paleo 41

CARBOIDRATOS 41
PROTEÍNAS 41
GORDURAS 41
13 DIRETRIZES DA DIETA PALEO 41

Capítulo 5 - Plano De Refeição Da Dieta Paleo 46

AMOSTRA DE PLANO DE REFEIÇÃO DE 7 DIAS DA DIETA PALEO 47

Conclusão 49

Parte 2 50

SANDUÍCHE DE ABACATE E COGUMELO PORTOBELLO 51
PANQUECAS COM FARINHA DE COCO 51
PANQUECAS DE BANANA COM MANTEIGA DE AMÊNDOAS 53
OVOS MEXIDOS ITALIANOS 54

Capítulo 2: Receitas De Refeições Paleo 55

COSTELAS DE PORCO CAJUN COM COCO 55
CAÇAROLA DE FRANGO E BRÓCOLIS 58
PIZZA DE ABOBRINHA COM LINGUIÇA DE FRANGO 60
SALADA MEXICANA PICANTE DE FRANGO 61
TORTA IRLANDESA 64
COSTELETAS DE CORDEIRO GRELHADAS E ALCACHOFRAS 68
SALADA DE SALMÃO COM BACON E COUVE 71

Capítulo 3: Receitas De Sobremesas Paleo 73

PUDIM DE CHOCOLATE 73

Pudim De Frutas 73
Salada De Frutas Cítricas Com Romã 75
Pudim De Chia Com Cereja 76
Bolinhas De Chocolate E Avelã 77
Cheesecake De Limão E Abacate 79
Considerações Finais 81

Parte 1

Introdução

A dieta Paleo não é apenas uma dieta, e sim um estilo de vida que leva a uma saúde melhor. Você não gostaria de comer o que seus ancestrais comiam no passado? Este guia irá ensinar como você pode mudar sua dieta para a dieta Paleo e melhorar sua saúde.

Detalhes completos sobre a dieta Paleo estão escritos neste guia, então se você não souber nada sobre a Paleo, este guia foi feito para você, e você pode compartilhá-lo com seus amigos e familiares para deixá-los no caminho da saúde também.

É aconselhável que enquanto você lê o guia, que você tente dar à cada parte e cada capítulo igual importância. O guia inteiro não levará mais de 1 hora para ser lido por você.

Espero que você goste da leitura.

Obrigado por baixar!

Capítulo 1 – Por que paleo?

Então, por que ser Paleo? Para começar, aqui está o curso dos eventos Paleolíticos para você. Nós começamos a seguir a rota Paleo cerca de 2,5 milhões de anos atrás, e depois nós mudamos radicalmente nossas dietas cerca de 10.000 anos atrás, quando começamos a produzir grãos e vegetais. Isso é muito pouco tempo para o desenvolvimento para compensar o nosso tempo perdido, o que significa que nossos corpos ainda são capazes de comer da forma que costumávamos comer; carne, vegetais, produtos naturais, e algumas castanhas e sementes.

Quando dizemos que não é muito tempo, pense assim: 10.000 anos de 2,5 milhões é como menos de 2 meses na vida de um homem de 40 anos, ou 4% de sua vida, não é tanto assim.

Isto é basicamente o que aconteceu em grande escala nos últimos 10.000 anos da humanidade. Nós suplementamos matéria vegetal integral e limpa e nutrição de coisas vivas com uma dieta rica em amido, poucos suplementos, e altamente letal e nós ficamos doentes. Nós aumentamos de tamanho, nossos ossos são osteoporóticos, nós temos mais tumores e diabetes, uma taxa perturbadora de doenças coronárias, agravações de vários tipos, problemas na pele e a lista continua. Nós estamos desgastados. Porém, nossos precursores Paleolíticos não estavam e as tribos de caça e coleta que ainda existem também não.

Aqui estão 4 motivos que você pode considerar para ser Paleo:

Lectinas

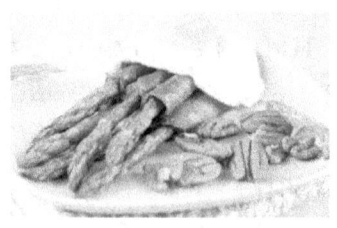

Lectinas são encontradas em grande quantidade em grãos, vegetais (principalmente soja), e ervas-mouras (batatas, pimentas, tomates, tabaco, berinjela). Uma hipótese é que as lectinas são um sistema de proteção característico das plantas, que tornam as plantas muito difíceis para criaturas como nós processarmos. Elas podem contribuir significativamente para distúrbios intestinais, que é quando você praticamente cria buracos em seu intestino que permitem que partículas de alimento entrem em seu sistema circulatório. Basicamente, este é o ponto em que suas fezes entram em partes do seu corpo que não deveriam entrar. Sua composição resistente o ataca e qualquer tipo de agravamento (sensibilidades nutricionais) pode acontecer nesse ponto, incluindo doenças do sistema imune, como doença celíaca e inflamação reumatoide das articulações. Problemas intestinais podem resultar em gases, inchaço e azia, o que frequentemente causa fraqueza, enxaqueca e coisas do tipo.

A pior parte é que nós poderíamos incapacitar uma porcentagem das lectinas, cultivando nossa nutrição, porém isso é obsoleto e apenas velhos não conformistas ainda fazem isso.

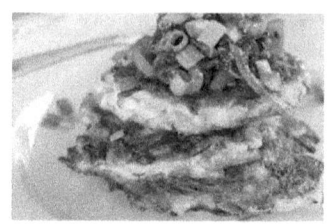

Ácido Fítico
Junto com as lectinas, o ácido fítico é visto como um anti-suplemento. O ácido fítico não é comestível para não ruminantes, considerando que nós não temos a proteína fitase. O ácido fítico é encontrado em grãos, vegetais, milho, soja, castanhas e sementes (mas sim, castanhas e sementes são permitidas com certa limitação na dieta Paleo, considerando que elas não contêm um arsenal de outros suplementos hostis como os grãos e vegetais possuem). O ácido fítico se liga ao magnésio, cálcio, zinco e ferro dos alimentos e leva esses suplementos essenciais para fora de nossos corpos. Nós não queremos que isso ocorra. Cordain e

outros acreditam que isso em si é em grande parte responsável pela grande quantidade de insuficiência de ferro na população. Várias pessoas possuem deficiência de magnésio também, o que pode causar de câimbras musculares a PMS. Além disso, por que nós gostaríamos de perder nosso zinco? Considerando tudo, ele é super essencial para nosso sistema imune e para nossas capacidades conceptivas.

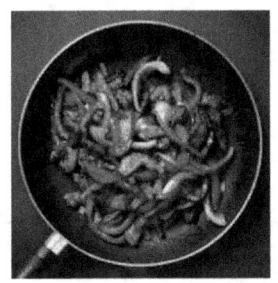

Você não precisa se preocupar com laticínios
Cálcio, por que não falamos sobre ele? Nós comemos nossos laticínios, bebemos nosso leite e tomamos nosso iogurte pelo fato de que precisamos de cálcio para

ossos sólidos. Porém, por motivos desconhecidos, a manteiga não era suficiente em alguns lugares, então nós criamos a margarina, isso é tão confuso. Americanos morrem de medo de não conseguirem cálcio o suficiente, e nós

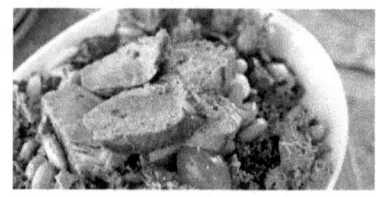

acreditamos que isso seja um truque. Nós acreditamos que essa é outra jogada da indústria de laticínios para nos afazer comprar o excesso de cheddar cultivado pela América. Os ossos não são feitos apenas de cálcio. Nós repetimos, seus ossos não são simplesmente gravetos de cálcio. Você precisa de vários minerais para construí-los, além de proteína e vários outros suplementos que você pode encontrar em alimentos como carne, vegetais e produtos orgânicos. Aqui está a parte mais impressionante, laticínios são altamente ácidos em seu corpo, e quando você tem uma dieta ácida (vários grãos, laticínios, vegetais e poucos alimentos folhosos), o cálcio é drenado de seus tecidos, que chegam a ser corroídos. Sim, laticínios podem contribuir com a osteoporose.

A dieta Paleo é saciadora

Você tem alimentos com pouca gordura em sua cozinha neste momento? Foi o que suspeitamos. Nós ficamos tão perplexos ao comer gordura quanto ficamos por não obter cálcio o suficiente. Há reuniões de Inuits que vivem transcendentalmente com peixes gordurosos, óleo de foca e ovas de peixe que não possuem problemas com doenças coronárias, peso ou crescimento. A gordura traz sabor e nos faz sentir cheios e satisfeitos. Isso nos dá a sensação de que comemos algo generoso (em comparação com o que comemos), então nós não precisaremos comer de novo por algum tempo. Proteínas grandes (carne) possuem um impacto comparativo em nós. Uma grande quantidade de proteína e gordura juntas ajustam os

níveis de glicose, para que não sintamos fome durante o dia, a semana toda. Então, quando a maior parte de sua dieta vem desses dois macronutrientes ao invés de de açúcares e grãos refinados, você se sente saciado toda vez que você come.
Quando as pessoas começam a comer de modo Paleo, elas regularmente entram em forma, se sentem com mais energia, e têm menos vontade de comer açúcar. Suas peles ficam mais claras, elas têm mais vitalidade e músculos começam a aparecer onde por muito tempo só havia gordura. Comer dessa forma pode realmente combater a diabete, diminuir suas chances de ficar doente e diminuir os problemas em suas articulações. Isso pode ajudá-lo a manter distância de doenças coronárias. O sistema digestivo das pessoas as agradecem por essa dieta, e várias pessoas até conseguem se livrar de antidepressivos e outros medicamentos.

Capítulo 2 - Benefícios Reais da Dieta Paleo

O problema com sua dieta atual é que você pensa que seu corpo é a máquina mais poderosa da Terra. Bem, ele certamente não é!

A verdade trágica é que várias pessoas têm comido assim por toda sua vida e não fazem ideia de quão terríveis elas realmente se sentem. A Dieta Paleo irá realmente mudar sua vida.

Aqui estão os Benefícios Reais da Dieta Paleo:

Células Sãs

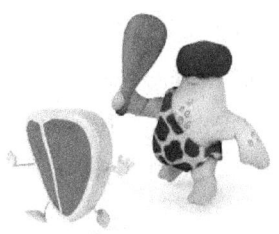

Você pode não compreender, mas cada células de seu corpo é criada usando gorduras saturadas e insaturadas e suas células dependem de uma igualdade sadia das duas, com o objetivo final de enviar mensagens para dentro e para fora.

A dieta Paleo fornece regularmente uma quantidade igual dessas gorduras fornecendo um bom total, enquanto outras dietas limitam uma ou outra.

Cérebro Forte

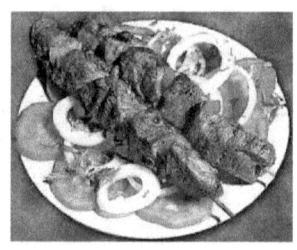

Uma das melhores fontes de proteína e gordura receitadas pela dieta Paleo começa com peixes de água fria; de preferência salmão selvagem.

A gordura do salmão é rica em ácidos graxos ômega 3, que são insuficientes na dieta típica americana. Este é problema porque ácidos graxos ômega 3 contêm DHA, que é conhecido por ser bom para os olhos, coração, e principalmente o bem estar psicológico!

Mais Músculos, Menos Gordura
A dieta Paleo depende muito de animais vivos como fonte de proteína. Esta proteína é extraordinariamente anabólica, e é usada para contruir novas células, como massa muscular.

Quanto mais músculos você tem, melhor será seu sistema de absorção! Isto é porque seus músculos obrigam seu sistema circulatório a agir com o objetivo final de mover mais músculos e para isso, você precisa armazenar mais proteínas! Isso permite que seu corpo envie o essencial às células musculares, ao invés de células de gordura!

Ao aumentar as células musculares e diminuir as células de gordura (através de uma forte dieta Paleo), todo o excesso de nutrientes será transformado em

glicogênio em seus músculos, ao invés de triglicerídeos em suas células de gordura.

Círculo da Vida
A dieta Paleo sugere comer carnes e ovos

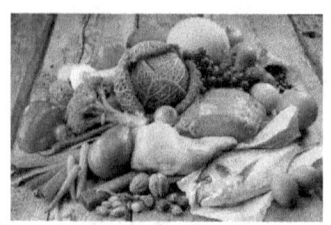

orgânicos. Idealmente bovinos e frangos compartilharão os campos, pois isto aumenta sua vitalidade.

Na natureza, frangos seguem vacas e comem insetos e larvas encontradas próximas a estes animais. Normalmente, os frangos abrem caminho na grama, o que então oferece alimento ao bovino! É incrível!

Esta dieta normal é impressionante para os animais, mas também serve uma grande quantidade de suplementos quando você os come, como resultado de sua dieta forte! Este é o círculo da vida.

Obtenha Todas as Suas Vitaminas e Minerais

A dieta Paleo propõe comer um arco-íris! Vegetais são uma grande parte da dieta e é recomendado obter uma variedade de vegetais, dependendo das estações!

Os diferentes tons de vegetais dependem

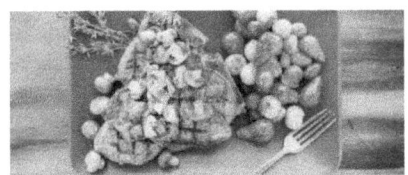

dos suplementos que eles possuem! Ao comer o arco-íris você obtém todas as suas vitaminas!

Limita a Frutose

A dieta Paleo mostra que o corpo humano digere a frutose de forma única em contraste aos diferentes carboidratos. É por isso que a dieta Paleo recomenda restringir e deliberadamente escolher os produtos orgânicos ideais!

Largue a banana e coma um kiwi!

A menos que você entenda o que está fazendo, limite-se a 2-3 porções de produtos orgânicos todos os dias.

Melhor Digestão e Absorção

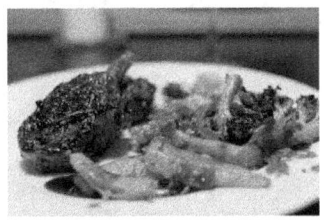

A dieta Paleo propõe comer alimentos que você ajustou a capacidade de processar durante muitos anos. Não há dúvidas de que você pode digerir amido ou carnes orgânicas. Seus ancestrais sobreviveram e prosperaram com estes alimentos.

Mas, caso você esteja tendo problemas de absorção, experimente uma dieta Paleo estrita por 30 dias e você certamente se sentirá melhor.

Menos Alergias

Algumas pessoas não são adaptadas para processar sementes (grãos) e laticínios, e é por isso que a dieta Paleo sugere que você evite esses alimentos por um mês (a menos que o leite seja orgânico).

As pessoas geralmente zombam da dieta Paleo porque nós não comemos "grãos integrais" e que isso não poderia estar mais errado. A verdade é que nós não estamos adaptados idealmente para ingerir grãos, então nós costumamos nos afastar deles, mas nem sempre. Caso você seja um atleta, você provavelmente precisa comer um pouco de aveia de vez em quando.

Diminui a Inflamação
Estudossugerem que a irritação pode ser o principal componente por trás de doenças cardiovasculares. A parte mais importante da dieta Paleo é que grande parte dos alimentos evitam a inflamação, então você estará minimizando os perigos.
O grande foco nos ácidos graxos ômega 3 é o motivo da dieta ser contra a inflamação. Animais de pasto possuem uma proporção muito maior de ômega 3 para ômega 6, e os vegetais e ervas da dieta Paleo também ajudarão!
Mais Energia

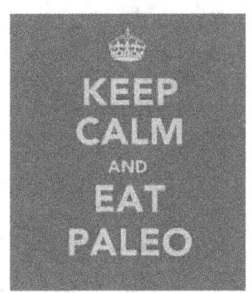

Alguém sabe por que bebidas cafeinadas ficaram tão famosas na última década?

Este é o motivo da dieta de todo mundo ser ruim!

Um café da manhã americano tradicional é composto de um expresso açucarado junto com um biscoito ou bagel com cheddar cremoso. Não só isso, a longo prazo, causará diabetes tipo 2 e resistência à insulina, como também não o deixará saciado!

Com a dieta Paleo, você escolhe

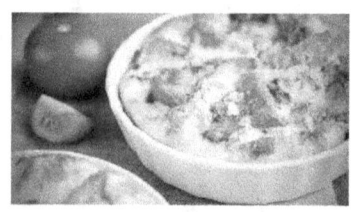

deliberadamente o alimento certo para qualquer situação.

Redução de Peso

A dieta Paleo é uma dieta de poucos carboidratos. Apenas evacuar os alimentos digeridos irá diminuir radicalmente sua absorção de carboidratos e aumentar a redução de peso.

Ao restringir os carboidratos para os horários de exercícios, você manterá uma distância estratégica do aumento indesejado de gordura, que é trazido regularmente por essa abundância de carboidratos.

Maior Sensibilidade à Insulina

Caso você comesse sobremesa com cada refeição todos os dias por seis meses, nós juramos que a longo prazo você começaria a odiar iogurte congelado. Nesse ponto, se uma tigela de iogurte fosse colocada diante de você, você certamente recusaria.

Bem, o mesmo vale para seu corpo. Quando você encoraja os desejos de açúcar de seu corpo (como na dieta americana comum) seu corpo perde a sensibilidade para ele com relação a precisar ou não dele.

Diminui o Risco de Doenças

eat better
feel better

A dieta Paleo não é perfeita, porém, seu princípio geral é manter uma distância estratégica de alimentos que possam prejudicar seu bem estar. A dieta Paleo facilita para manter uma distância estratégica de alimentos ruins, fornecendo um plano direto; apenas coma o que um homem das cavernas conseguiria comer.

Embora isso não seja perfeito, isso irá garantir que você coma alimentos inteiros, e diminua seu risco de doenças mantendo distância dos alimentos não conhecidos por eles.

Encolha as Células de Gordura

A grande maioria não entende que células de gordura aumentam de acordo com sua dieta. Uma pessoa magra não possui menos células de gordura, ela basicamente tem células menores.

Então, para manter suas células de gordura pequenas, você precisa escolher gorduras boas e diminuir sua ingestão de carboidratos; tudo o que a dieta Paleo recomenda!

As gorduras boas ficam bem encolhidas dentro de suas células e estão prontamente acessíveis para dar vitalidade quando você estiver com pouca insulina.

É essencial cooperar aqui; a dieta Paleo normalmente fornece os alimentos que sustentarão os músculos e manterão sua insulina instável, o que manterá suas células de gordura pequenas. A diminuição dos carboidratos garantirá que suas células fiquem prontas para detonar essa gordura!

Veredito

Ao olhar a lista, é fácil de ver por que a dieta Paleo é a melhor dieta para o seu bem estar. Não tem como contestá-la!

Capítulo 3 –Lista de Alimentos da Dieta Paleo

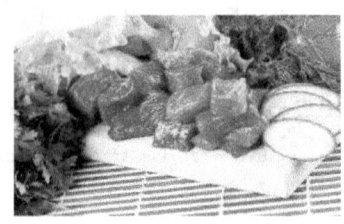

Esta é a lista restrita de alimentos da dieta Paleo. Nela, você descobrirá as carnes, vegetais, produtos naturais, castanhas, sementes e óleos que são permitidos na dieta Paleo. Você pode seguir qualquer fórmula Paleo (ou criar a sua própria) e ter 100% de certeza de que está seguindo a dieta.

Carnes da Dieta Paleo

Esta é uma lista das carnes permitidas na dieta Paleo. Todas as carnes são Paleo por definição. Obviamente, você precisa evitar carnes preparadas e carnes ricas em gordura, mas se ela fez mu, oink ou outro som parecido, ela é provavelmente Paleo (e sim, isso significa que você pode comer bacon). Aqui está a lista completa de carnes da dieta Paleo.

Carnes
- Peru

- Peito de frango
- Filé-mignon
- Lombo suíno
- Filé
- Vitela
- Bacon
- Pernil
- Hambúrguer de carne moída
- Hambúrguer de carne orgânica
- Coxa de frango
- Perna de frango
- Asas de frango (hmm!)
- Cordeiro
- Camarão
- Lagosta
- Mariscos
- Salmão
- Filé de veado
- Touro selvagem
- New York steak
- Filé de búfalo
- Carne seca de búfalo
- Costela de búfalo

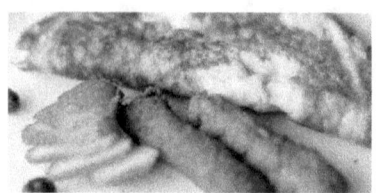

- Lombo de búfalo
- Filé de cordeiro
- Coelho
- Cabra
- Alce
- Meu
- Ganso
- Canguru
- Urso (boa sorte conseguindo isso!)
- Hambúrguer de carne seca
- Ovos (pata, galinha ou ganso)
- Javali
- Rena
- Avestruz
- Frango
- Codorna
- Filé misto
- Cascavel

Peixes da Dieta Paleo

Peixes certamente estão na dieta Paleo e eles são ricos em ômega 3 gerador de bem estar. Se ele nada e tem escamas, certamente ele é Paleo. Experimente!

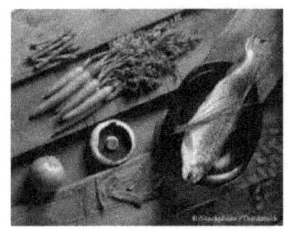

- Perca
- Salmão
- Linguado
- Cavalinha
- Sardinha
- Cioba
- Pacú
- Tubarão
- Peixe-lua
- Peixe-espada
- Tilápia
- Truta
- Walleye

Frutos do Mar da Dieta Paleo

Veja todos os frutos do mar que você pode comer na dieta Paleo.

- Siri
- Lagostim
- Camarão
- Mariscos
- Lagosta
- Vieiras
- Mexilhão

Vegetais da Dieta Paleo

Todos os vegetais são Paleo; mas você deve tomar cuidado aqui.

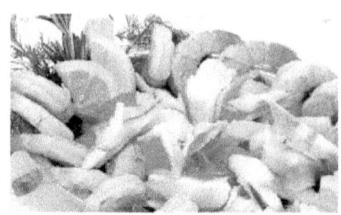

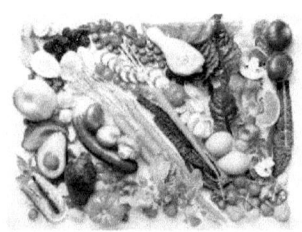

- Aspargo
- Abacate
- Coração de alcachofra
- Couve de Bruxelas
- Cenoura
- Espinafre
- Aipo
- Brócolis
- Abobrinha
- Repolho
- Pimentas (diferentes tipos)
- Couve-flor
- Salsa
- Berinjela
- Cebola verde
- Vegetais mistos

Estes vegetais são mais calóricos, então coma-os com cuidado, principalmente caso você esteja tentando perder peso.

- Abóbora-cheirosa
- Abóbora
- Inhame
- Batata doce

- Beterraba

Óleos/Gorduras da Dieta Paleo

A seguir estão os melhores óleos e gorduras da dieta Paleo que você pode fornecer ao seu corpo caso você precise de mais energia.

- Óleo de coco
- Azeite de oliva
- Óleo de macadâmia
- Óleo de abacate
- Manteiga orgânica

Castanhas da Dieta Paleo

Nós adoramos castanhas e elas são totalmente Paleo.

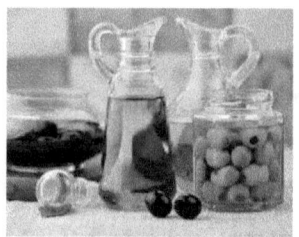

- Amêndoa
- Castanha de caju
- Avelã
- Noz pecã

- Nozes
- Pinhão
- Macadâmia
- Sementes de girassol
- Sementes de abóbora

Frutas da Dieta Paleo

Frutas são saborosas, e também são extraordinárias para você. Frutas (incluindo aquelas da dieta Paleo) contêm muita frutose, enquanto o xarope de milho rico em frutose ainda é cheio de açúcar. Caso você queira ficar mais em forma com a dieta Paleo, você precisa diminuir seu consumo de frutas e concentrar mais nos vegetais permitidos pela dieta Paleo. Porém, não hesite em comer de uma a três porções de frutas por dia. Veja uma lista das frutas da dieta Paleo, para que você não fique passando vontade!

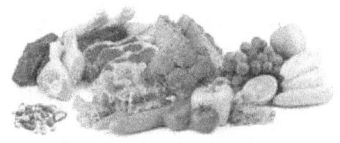

- Maçã
- Amora
- Abacate
- Pêssego
- Mamão
- Manga
- Ameixa
- Mirtilo
- Lichia
- Uva
- Limão
- Morango
- Melancia
- Abacaxi
- Goiaba
- Lima
- Framboesa
- Melão
- Tangerina
- Figo
- Laranja
- Banana

Embora estes alimentos sejam ótimos para fornecer energia para atletas que passam muito tempo se exercitando e que precisam de alimentos mais calóricos para gerenciar seus níveis de energia, caso você esteja tentando emagrecer com a dieta Paleo, você precisará restringir a quantidade de frutas que você come.

Coma produtos naturais ricos em açúcar com cautela. Eles são ótimos para você; porém, não exagere. Lembre-se, seus ancestrais da Idade da Pedra não tinham acesso aos pomares de laranja da Flórida todos os dias, então você provavelmente não comeria uma porção de laranjas em seu jantar na dieta Paleo.

Lista de Alimentos Não Permitidos na Dieta Paleo

Esta é uma lista completa dos alimentos não permitidos na dieta Paleo. É um dia triste quando você precisa dizer adeus a estes alimentos, mas assim que você começar, ficará muito menos difícil e você descobrirá que há substitutos Paleo muito melhores para eles. As primeiras semanas podem ser difíceis; porém, se você manter a dieta por um tempo, tudo valerá a pena. Nós prometemos. Aqui está uma lista dos

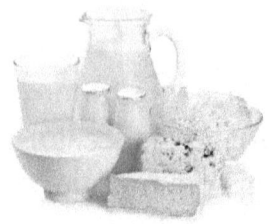

alimentos não permitidos na dieta Paleo.
- Laticínios
- Margarina
- Cheddar
- Laticínios sem gordura
- Leite 2%
- Manteiga
- Leite desnatado
- Dairy
- Margarine
- Cheddar
- Cream cheese
- Leite em pó
- Iogurte
- Pudim
- Iogurte congelado
- Sorvete
- Leite integral
- Leite com pouca gordura
- Refrigerantes

Refrigerantes como Coca-Cola são cheios de açúcar e xarope de milho rico em frutose e certamente NÃO são Paleo.

- Coca-Cola
- Sprite
- Pepsi
- Mountain Dew

E assim por diante.

Sucos Orgânicos

Evite os seguintes sucos.

- Suco de maçã
- Suco de morango
- Suco de laranja
- Suco de carambola
- Suco de uva
- Suco de manga
- Suco de maracujá

Grãos

Você deve evitar tudo que tenha grãos. Sim, tudo. Imagine os grãos como anjos caídos, e você verá que é muito mais simples se manter afastado deles.

- Grãos
- Pão
- Biscoitos

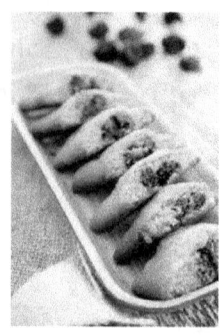

- Torrada
- Sanduíches
- Trigo
- Wafers
- Aveia
- Creme de trigo
- Milho
- Xarope de milho
- Xarope de milho rico em frutose
- Panquecas
- Fermentados (e o mundo chorou)
- Macarrão
- Fettuccini
- Lasanha
- Legumes

Não sabe o que são legumes? Está tudo bem, nós falamos sobre o que são legumes e por que, surpreendentemente, eles não são Paleo. Para a dieta Paleo, legumes não

estão no cardápio. Aqui estão aqueles que você deve evitar.
- Todos os feijões
- Feijão preto
- Feijão marrom
- Feijão de fava
- Feijão de bico
- Brotos de feijão
- Feijão Adzuki

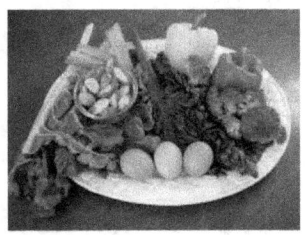

- Feijão naval
- Feijão pinto
- Vagem
- Feijão vermelho
- Feijão branco
- Feijão verde
- Ervilha
- Grão de bico
- Ervilha nevada

- Ervilhas instantâneas
- Amendoim
- Manteiga de amendoim
- Miso
- Lentilha
- Mesquite
- Soja
- Todos os produtos e derivados de soja
- Tofu

Carnes Gordurosas

Casovocêvá comer carne, sinta-se livrepara comer um filé.Fique longe destes alimentos não Paleo.

- Frios
- Outras carnes de baixa qualidade (caso você tiver que comer, coma com cautela)

Comidas Salgadas

Estas comidas muito salgadas não entram nas regras da dieta Paleo.

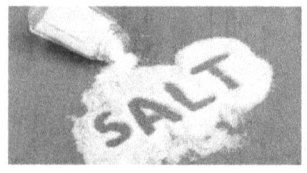

- Batata frita
- Ketchup
- Salgados

Esses salgados preparados e embalados podem durar anos. Isso significa que sem dúvida, eles não são Paleo.

- Pretzels
- Chips
- Biscoitos de trigo
- Salgadinhos
- Assados
- Vegetais calóricos

Embora estes alimentos sejam vegetais, você precisa evitá-los.

- Batata
- Batata doce
- Yucca
- Abóbora-cheirosa
- Abóbora
- Inhame
- Beterraba
- Bebidas Cafeinadas

Elasfazem mal a você e semdúvidas, nãosãoPaleo. Fiquebemlonge.

- Red Bull
- Creature
- Rock star
- Bebidas do Starbucks
- Mountain Dew MDX
- Vault
- XS Energy Drink
- 5-Hour Energy

Álcool

Infelizmente, todo o álcool não é Paleo. Sim, isso inclui, mas não se limita a:

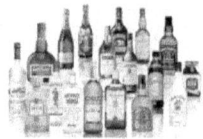

- Cerveja
- Uísque
- Tequila
- Rum
- Vodka
- Batidas

Sobremesas

O açúcargeralmente é fabricado e deveserevitadonadietaPaleo. Isso significa que você deve remover as sobremesas deliciosas, porém prejudiciais que fazem parte da dieta padrão americana. A diretriz geral aqui é: se contém muito açúcar, provavelmente não é Paleo. Aqui está uma lista de sobremesas que não fazem parte da dieta Paleo. Você pode precisar fazer uma pausa para se despedir

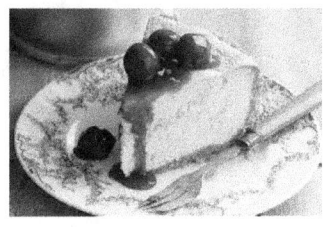

delas antes de começar sua aventura Paleo.
- Confections
- Giggles
- Giggles Manteiga de Amendoim
- 100 Grand
- Butterfinger
- Smooth Way
- Reese's (NÃOOO!)
- Payday
- M&Ms

- Skittles
- Red Vines
- Hershey's
- Settle Crunch
- Almond Joy
- Hills
- Reese's Fast Break
- Twix
- Twix Manteiga de Amendoim

Capítulo 4 – Nutrição da Dieta Paleo

Carboidratos

Seu consumo diário de carboidratos deve ficar entre 5%-35% de sua dieta total.

Proteínas

Seu consumo diário de proteínas deve ficar entre 10%-30% de sua dieta total.

Gorduras

Seu consume diário de gorduras deve ficar entre 50% a 80%.

13 Diretrizes da Dieta Paleo

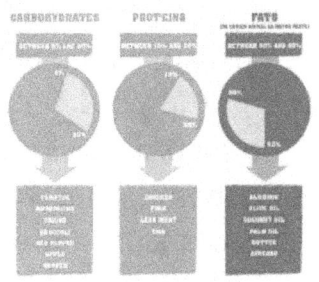

1. Uma dieta Paleo deve ser rica em gordura, moderada em proteína animal e baixa em amido. Cortar calorias não fornece energia, e nem é um controle segmentado.

2. Coma quantidades livres de gorduras boas, como óleo de coco e margarina ou manteiga orgânica. Hambúrguer, gordura vegetal e gordura de pato também são ótimos, desde que venham de animais bem tratados. Hambúrguer de cordeiro é uma decisão melhor que gordura de cordeiro ou pato. Azeite, óleo de abacate e de macadâmia também são ótimas gorduras para usar em saladas e para cobrir a comida, mas não para cozinhar.
3. Coma grandes quantidades de proteína animal. Tente não ter medo de comer os cortes gordurosos e todas as refeições com proteínas devem ter gordura também. Descubra como cozinhar com ossos, como em caldos e sopas.
4. Coma quantidades livres de vegetais frescos ou congelados, cozidos ou crus, e banhados com gordura. Vegetais calóricos, como batata doce e inhame também são ótimas fontes de açúcares não prejudiciais.

5. Coma pouca ou nenhuma fruta. Tente comer principalmente frutas com pouco açúcar e ricas em nutrientes, como bagas. Considere cortar os alimentos folhosos se você tiver algum problema no sistema imune, problemas digestivos ou se estiver tentando emagrecer.
6. De preferência, escolha carnes orgânicas da região, de fazendas ecologicamente corretas. Se isto não for possível, escolha cortes magros e suplemente sua gordura com óleo de coco, margarina ou manteiga orgânica. Além disso, escolha ocasionalmente vegetais terrosos.
7. Remova todos os grãos e legumes de sua rotina de alimentação. Isso inclui, mas não se limita a trigo, centeio, grãos, aveia, milho, cacau, arroz, soja, amendoim, feijão vermelho, feijão pinto, feijão preto e ervilhas.
8. Remova todos os óleos vegetais hidrogenados e parcialmente hidrogenados, incluindo mas não limitado a margarina, óleo de soja, óleo

de milho, óleo de castanha, óleo de canola, óleo de cártamo e óleo de girassol. Azeite de oliva e óleo de abacate são permitidos, mas não cozinhe com eles, use-os como molho para salada e jogue sobre a comida.
9. Livre-se de todo açúcar, refrigerantes, todos os doces e sucos embalados (contando sucos naturais). Como diretriz geral, se vem em um pacote, não coma. No supermercado, visite principalmente a área de carnes, peixes e vegetais.

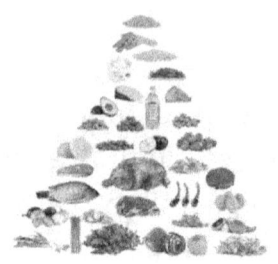

10. Remova os laticínios, sem contar a manteiga orgânica e possíveis cremes orgânicos. Você não precisa se preocupar com laticínios, mas, se você não conseguir viver sem eles, leia este artigo e considere laticínios com gordura total e/ou maturados.
11. Coma quando estiver com fome e não se segure se quiser fazer um banquete ou até dois. Você não precisa fazer três refeições por dia, faça o que parecer certo.
12. Não se exercite demais, mantenha seus exercícios curtos e sérios, e faça apenas algumas vezes por semana. Separe um tempo extra caso se sinta cansado. Considere sessões curtas e intensas ao invés de longas sessões aeróbicas.
13. Brinque no sol, divirta-se, corra, sorria, descanse, viaje e aprenda a apreciar a vida como uma experiência desafiadora.

Capítulo 5 - Plano de Refeição da Dieta Paleo

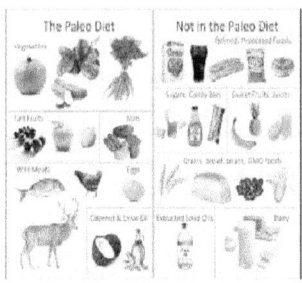

Um problema típico que as pessoas enfrentam quando tentam se manter na dieta Paleo é a consistência. Por exemplo, elas podem tem um bom café da manhã e almoço Paleo, mas elas ficam exaustas no final do dia e acabam comendo algo que sabem que não é Paleo, e preferem não se esforçar para se manter na linha. Uma boa abordagem para enfrentar este problema é preparar um plano de refeição Paleo que mostra tudo com antecedência. A seguir está um plano de 7 dias da dieta Paleo que você pode usar e modificar.

Amostra de Plano de Refeição de 7 Dias da Dieta Paleo

Dia 1:
- Café da manhã – Omelete Paleo
- Almoço – Grande prato de verduras com sua proteína preferida (frango, filé, etc.)
- Lanche – Maçã cortada com pasta de amêndoas
- Jantar – Carne cozida desfiada

Dia 2:
- Café da manhã – Pão de banana Paleo
- Almoço – Vegetais refogados (preparados com antecedência e aquecidos)
- Lanche – Lata de peixe
- Almoço – Torta de tacos

Dia 3:
- Café da manhã – Panquecas de banana
- Almoço – Sopa (aquecida ou em uma garrafa térmica)
- Lanche – Mistura Paleo
- Jantar – Pimentões recheados

Dia 4:
- Café da manhã – Biscoitos Paleo

- Almoço – Wrap BLT com alface ao invés de pão
- Lanche – Ovos cozidos
- Jantar – Fajitas

Dia 5:
- Café da manhã – Filé e ovos
- Almoço – Carnes frias e vegetais (como o que o saciar)
- Lanche – Abacate
- Jantar – Frango empanado Paleo

Dia 6:
- Café da manhã – Ovos e purê de batata doce
- Almoço – Sanduíche com pimentão ao invés de pão
- Lanche – Amêndoas
- Jantar – Bolo de carne com tomate seco e bacon

Dia 7:
- Café da manhã – Ovos mexidos com vegetais e carne
- Almoço – Sobras do jantar
- Jantar – VegetaisRefogados e Carne

Este plano de 7 dias é uma boa base para você trabalhar e contém nossas refeições preferidas.

Conclusão

Espero que este guia tenha sido benéfico para você de alguma forma e que você aplique tudo o que aprendeu e comece um novo estilo de vida. Vocêleutodososcapítulos?Não se esqueça de deixar uma análise e me dizer o que você achou.

Obrigado novamente por comprar este guia e aproveite!

Parte 2

Sanduíche de abacate e cogumelo Portobello
Serve 2 pessoas
Ingredientes:
450 gramas de bacon em fatias
4 fatias grossas de abacate
Folhas de alface
4 cogumelos Portobello grandes, sem as hastes
Modo de fazer:
Aqueça a frigideira em fogo baixo. Coloque o bacon e frite até ficar crocante ou a seu gosto.
Retire o bacon com uma escumadeira e reserve. Deixe a gordura que sobrar na frigideira.
Coloque os cogumelos na frigideira e frite por alguns minutos.
Retire os cogumelos da frigideira e coloque no prato. Coloque dois cogumelos em folhas de alface. Coloque as fatias de abacate e bacon por cima. Cubra com mais folhas de alface
Sirva imediatamente.
Panquecas com farinha de coco
Serve 4 pessoas

Ingredientes:
1/2 xícara de farinha de coco fina
6 ovos grandes
1/2 xícara de leite de coco
1/2 colher de chá de creme tartar
2 colheres de sopa de mel orgânico
1 colher de chá de extrato de baunilha
1/4 de colher de chá de bicarbonato de sódio
4 colheres de sopa de óleo extra virgem de coco
1/4 de colher de chá de sal marinho
Mel orgânico para regar

Modo de fazer:
Numa vasilha, coloque o óleo de coco e o mel. Misture bem até obter uma mistura cremosa.

Adicione um ovo por vez. Bata bem até que fique com consistência lisa.

Coloque a farinha de coco e misture tudo até que fique homogêneo.

Adicione o bicarbonato, o creme tartar e o sal. Misture. Faça isso delicadamente.

Coloque um pouco de manteiga numa frigideira antiaderente. Coloque cerca de uma colher de sopa da massa (você pode

colocar mais massa se quiser panquecas maiores). Asse até a parte de baixo começar a escurecer. Vire. Asse do outro lado.
Repita o processo até terminar a massa.
Sirva com o mel orgânico.

Panquecas de banana com manteiga de amêndoas
Serve 1 pessoa
Ingredientes:
1 banana amassada
2 ovos batidos
1 porção generosa de manteiga de amêndoas
Gotas de chocolate amargo (opcional)
Manteiga em spray
Modo de fazer:
Coloque todos os ingredientes (menos as gotas de chocolate) numa vasilha e misture bem.
Aqueça uma frigideira em fogo médio. Borrife a manteiga em spray. Coloque a massa na frigideira .Faça a panqueca no tamanho desejado. Quando a parte de

baixo estiver assada, vire e asse do outro lado.

Jogue as gotas de chocolate sobre as panquecas e sirva.

Ovos mexidos italianos

Serve 2 pessoas

Ingredientes:

4 ovos
1 cebola picada
1/2 abacate descascado e fatiado
3 xícaras de couve picada
1 xícara de tomates-cereja
1/2 colher de chá de alecrim picado
2 colheres de sopa de vinagre balsâmico
1 colher de chá de óleo de coco
Sal a gosto
Pimenta a gosto
Água o quanto baste

Modo de fazer:

Aqueça uma frigideira em fogo médio alto. Coloque o óleo. Quando o óleo esquentar, coloque as cebolas e frite até ficarem claras.

Adicione a couve, água, sal e os tomates

Cubra e deixe no forno por cerca de 3 a 4 minutos. Retire a tampa e amasse levemente os tomates com uma colher.

Quebre os ovos por cima, salpique sal e pimenta e misture tudo. Frite até que esteja a seu gosto.

Coloque o vinagre por cima. Mexa e sirva com as fatias de abacate.

Capítulo 2: Receitas de refeições Paleo

Costelas de porco Cajun com coco
Serve 2 pessoas
Ingredientes
2 costelas de porco
1 cebola pequena, cortada
1/2 xícara de caldo feito com ossos de galinha
1/2 xícara de cogumelos fatiados
1/2 colher de sopa de *tempero Cajun (*receita abaixo*)
1 dente de alho picado
Gordura de bacon, óleo de coco ou ghee, o quanto baste
1/2 xícara de leite de coco
1/2 colher de chá de páprica defumada
Sal marinho a gosto

Pimenta moída fresca a gosto
Tempero Cajun
Modo de fazer:
Misture
2½ colheres de sopa de páprica doce
2 colheres de sopa de sal marinho fino
2 colheres de sopa de **cebola** em pó
2 colheres de sopa de alho em pó
1 colher de sopa de orégano seco
1 colher de sopa de alecrim seco
1 colher de sopa de tomilho seco
1 colher de sopa de pimenta caiena em pó
1 colher de sopa de pimenta do reino moída

Modo de fazer

Salpique sal e pimenta sobre as costelas de porco

Esquente a frigideira em fogo médio. Adicione uma colher de sopa da gordura que estiver usando

Coloque as costelas e frite até ficar no ponto. Tire com uma escumadeira e reserve.

Na frigideira, coloque o alho e a cebola e frite até que as cebolas fiquem claras.

Adicione os cogumelos e frite até que fiquem macios.

Adicione o caldo e raspe o fundo da frigideira para remover os pedaços de alimentos que estiverem colados. Deixe ferver.

Adicione o tempero Cajun, sal, pimenta e a páprica e deixe no fogo por mais alguns segundos.

Coloque as costelas de porco e cubra a frigideira com a tampa.

Abaixe o fogo e deixe cozinhar até que a carne fique macia.

Adicione o leite de coco e deixe ferver por alguns minutos.

Sirva

Caçarola de frango e brócolis

Serve 2 pessoas
Ingredientes
30 gr de cogumelos fatiados
2 xícaras de buquês de brócolis cozidos no vapor
1/2 xícara de óleo de coco
1 1/2 xícara de frango cozido desfiado
1 cebola média picada
1 ovo
1 colher de sopa de óleo de coco, fracionada
1/2 xícara de caldo feito com carne de galinha
1/4 colher de chá de noz-moscada em pó
Sal a gosto
Pimenta em pó a gosto
Modo de fazer
Unte uma forma refratária com metade do óleo de coco e reserve.

Esquente uma panela em fogo médio. Coloque o restante do óleo de coco. Quando o óleo estiver quente, adicione as cebolas, sal, pimenta e deixe cozinhar até as cebolas ficarem escuras.

Adicione os cogumelos e frite por cerca de 5 minutos. Retire a frigideira do fogo e adicione o frango e o brócolis. Misture e transfira para a caçarola refratária.

Numa vasilha, bata o caldo de galinha, o leite de coco, o ovo, a noz-moscada e o sal. Jogue sobre a mistura que está na caçarola refratária

Leve a caçarola ao forno pré-aquecido a 180° por cerca de 35 a 30 minutos ou até que, ao mover a caçarola, o centro esteja assado-faça o teste do palito.

Retire do forno. Deixe esfriar por cerca de 10 minutos e sirva.

Pizza de abobrinha com linguiça de frango
Serve 4 a 6 pessoas
Ingredientes
2 abobrinhas cortadas em rodelas não muito finas
1/2 xícara de linguiça de frango, cozida e finamente cortada
1 colher de sopa de azeite de oliva
Sal a gosto
Pimenta em pó a gosto
1/4 xícara de molho marinara (feito com tomates, alho, ervas e cebola)
1/2 xícara de queijo parmesão sem lactose ralado
1 colher de sopa de tempero italiano (mistura de temperos feita com manjericão, orégano, alecrim e tomilho).
Modo de fazer:
Aqueça uma frigideira em fogo médio. Coloque o azeite. Quando o azeite esquentar, disponha as fatias de abobrinha por toda a frigideira. Faça apenas uma camada e deixe fritar até dar o ponto. Frite do outro lado. Frite as fatias em grupo.

Coloque as abobrinhas numa assadeira untada. Salpique sal e pimenta. Coloque um pouco do molho marinara, as fatias de linguiça, queijo e tempero italiano.
Pré-aqueça o forno e asse por alguns minutos, até que o queijo derreta.

Salada mexicana picante de frango
Serve 6 pessoas
Ingredientes
3 xícaras de peito de frango cozido e desfiado
1/3 de xícara de cebola roxa picada
3/4 de xícara de pimentão verde picado
2 pimentas (de sua preferência) picadas
1/2 colher de chá de cominho em pó
1 1/2 colher de chá de pimenta em pó
1/2 colher de chá de páprica
3 colheres de sopa de suco de limão
3/4 xícaras de maionese Paleo (ou mais, se desejar- *receita abaixo)
Sal marinho a gosto.
Pimenta moída fresca a gosto.

Modo de fazer:
Para a maionese Paleo:

Todos os ingredientes desta receita devem estar à temperatura ambiente.

3 unidades de gema de **ovo**

½ xícara de azeite de oliva

1 colher de sopa de vinagre ou suco de **limão**

1 colher de café de sal

1 colher de café de **mostarda**

Utilize o liquidificador para fazer esta receita. Enxágue o copo do liquidificador com água quente, seque, e bata as gemas de ovo por 1-2 minutos em velocidade média-baixa.

Acrescente o vinagre ou suco de limão, o sal e a mostarda e bata por mais 30 segundos. Nesse momento o preparado está pronto para receber o azeite, que deverá ser adicionado **muito lentamente**, num fio bem fino, enquanto bate. Isso é importante para que as gemas consigam absorver o óleo e se transformem em creme.

Dica: *Não tenha pressa a adicionar o óleo, o processo deverá demorar 1-2 minutos.*

Quando tiver obtido um creme consistente, poderá adicionar o azeite mais rapidamente, porém não adicione o restante de uma só vez. Acrescente mais algumas gotas de vinagre ou suco de limão, para firmar.

Consuma a maionese em seguida ou reserve bem fechada em um frasco de vidro.

Para o molho: Junte a maionese, sal, pimenta, suco de limão, cominho, pimenta em pó e páprica numa vasilha e bata bem.

Numa saladeira coloque o frango, o pimentão, cebola e pimenta picada e misture bastante.

Coloque o molho sobre toda a mistura de frango. Experimente e corrija os temperos e a maionese se necessário.

Sirva.

Torta irlandesa
Serve 3 pessoas
Ingredientes
350gr de carne moída
1 cebola pequena picada
1 talo de aipo cortado em cubos
1 cenoura grande picada
450 gramas de batata-doce sem casca, cortadas
1 dente de alho grande picado
2 colheres de sopa de vinho tinto seco (opcional)
1 folha de louro
1 ramo de tomilho fresco
1 colher de sopa de extrato de tomate
1 xícara de caldo de carne em cubo
2 colheres de sopa de ghee ou óleo de coco
2 colheres de sopa de salsinha fresca picada
Sal marinho a gosto
Pimenta fresca moída
Modo de fazer
Coloque as batatas numa panela grande com água. Deixe ferver

Abaixe o fogo e deixe ferver novamente até que as batatas cozinhem. Retire do fogo. Jogue a água e coloque as batatas de volta à panela. Adicione ghee, sal e pimenta e amasse as batatas. Reserve.
Aqueça uma frigideira em fogo médio. Adicione ghee. Quando o ghee derreter, coloque a carne e frite até dar o ponto. Coloque cebola, alho, aipo e cenoura e frite por 3 minutos.
Adicione o restante dos ingredientes, com exceção da salsinha e mexa. Cubra a panela e deixe fritar até que os vegetais estejam macios. Retire o tomilho e o louro.
Coloque toda esta mistura no fundo da assadeira. Por cima, coloque as batatas amassadas. Decore com a salsinha.
Pré-aqueça o forno a 190°C e asse por 25 a 30 minutos.
Sirva

Bolinhos de atum
Servem 4 pessoas
Ingredientes
1 1/2 colheres de sopa de ghee, fracionada
150 gramas de atum em conserva
1/4 de xícara de cebolinha finamente cortada
1 colher de sopa de coentro picado
3/4 de xícara de batata-doce sem pele, amassada
Raspas de limão
1/2 colher de sopa de pimenta picada
1 ovo grande
1/4 de colher de chá de flocos de pimenta vermelha
Sal kasher a gosto
Pimenta-do-reino fresca moída
2 limões cortados em fatias (opcional)
Modo de fazer:
Misture numa vasilha o atum, a cebolinha, coentro e a batata doce.
Adicione as raspas de limão, metade da ghee, o ovo, os flocos de pimenta, o sal e a pimenta. Misture bem.
Unte formas de muffin com a ghee restante. Preencha as formas com 4

colheres da mistura. Nivele a parte de cima com uma colher

Pré-aqueça o forno a 180° e asse por cerca de 20-25 minutos ou faça o teste do palito. Deixe esfriar sobre a grelha do fogão. Separe as bordas com uma faca e coloque os bolinhos num prato. Sirva com as fatias de limão

Para que fiquem mais crocantes, frite os bolinhos no ghee. Sirva com o patê ou molho de sua preferência

Costeletas de cordeiro grelhadas e alcachofras

Serve 5 pessoas

Ingredientes

5 costeletas de cordeiro
5 dentes de alho
5 talos frescos de alecrim
5 colheres de sopa de azeite de oliva
Sal cinza a gosto
Para as alcachofras
4 alcachofras, sem as partes duras, cortadas em fatias não muito finas.
Sal cinza a gosto

Modo de fazer:

Para as costelas: Bata no liquidificador o alho, o alecrim, sal e azeite até ficar homogêneo.

Coloque as costelas numa vasilha. Espalhe essa mistura nas costelas. Cubra e deixe descansar por cerca de meia hora.

Aqueça uma frigideira de ferro em fogo médio. Quando a panela estiver aquecida, coloque as costelas e frite ambos os lados. Retire as costelas e reserve. Deixe o caldo e o azeite na frigideira

Para as alcachofras: Coloque água numa panela grande. Adicione sal. Coloque as alcachofras e cozinhe até que fiquem macias. Retire da água e reserve.
Leve a frigideira novamente ao fogo. Coloque as alcachofras cozidas. Aqueça ligeiramente
Sirva as costelas com as alcachofras por cima.

Carne com champignons
Serve 4 pessoas
Ingredientes

225 gr de fraldinha ou contrafilé cortados em fatias finas
2 dentes de alho picados
125 gr de champignons fatiados
60 gr de cogumelos shitake, cortados ao meio
2 xícaras de brócolis rapini ou couve picados (descarte as hastes duras e as arestas)
1 colher de sopa de óleo de coco
Para a marinada:

1/2 xícara de caldo de carne
1 1/2 colher de sopa de vinagre de arroz
1 pedaço pequeno de gengibre picado
1 dente de alho picado
Sal marinho a gosto.
Pimenta em pó a gosto.
Modo de fazer:
Para a marinada: Misture todos os ingredientes da marinada numa vasilha grande. Coloque a carne. Misture bem

com a marinada e deixe na geladeira por pelo menos uma hora.
Para a fritura: Aqueça uma frigideira em fogo médio. Coloque óleo de coco Quando o óleo estiver aquecido, coloque a carne com o auxílio de uma escumadeira. Guarde a marinada. Adicione o alho.
Frite por cerca de 4 minutos. Retire e reserve.
Na mesma frigideira, adicione cogumelos, couve e o restante da marinada. Cozinhe por 5 minutos. Adicione a carne. Misture bem.
Retire do fogo e sirva imediatamente.

Salada de salmão com bacon e couve
Serve 6 pessoas
Ingredientes
560 gr de filés de salmão sem pele
2 talos de couve, rasgados e sem as hastes e partes duras
8 fatias de bacon fritas e trituradas
1 xícara de amêndoas laminadas
1 cebola roxa média finamente cortada
4 colheres de sopa de suco de limão

1/2 xícara de azeite de oliva
Sal a gosto
Pimenta em pó a gosto
Modo de fazer:
Salpique sal e pimenta sobre o salmão. Pré-aqueça o forno a 220°C e coloque os filés numa assadeira

Asse por cerca de 15-18 minutos ou até que os filés estejam tenros ao ser manuseados com um garfo. Tire do forno e reserve.

Quando esfriar, desfie o salmão e coloque numa travessa grande. Adicione couve, bacon, cebola e amêndoas. Misture bem.

Numa vasilha pequena, misture o azeite e o suco de limão. Jogue sobre a salada, misture bem e sirva.

Capítulo 3: Receitas de sobremesas Paleo

Pudim de chocolate

Serve 8 pessoas

Ingredientes:

3 xícaras de água de coco
2 abacates maduros, grandes, descascados, picados.
2 colheres de sopa de maca peruana (opcional)
3 xícaras e 1/2 de leite de coco
2 colheres de sopa de cacau em pó
Gotas de stevia ou açúcar de coco
Nibs de cacau a gosto

Modo de fazer:

Bata no liquidificar todos os ingredientes (menos os nibs de cacau) até ficar cremoso.
Distribua em oito tacinhas
Leve à geladeira e decore com os nibs de cacau.

Pudim de frutas

Serve 5 pessoas

Ingredientes:

750 gramas de frutas congeladas de sua escolha (morangos, mirtilos etc.).
4 xícaras de suco de laranja natural

10 colheres de sopa de goma de tapioca
Folhas de hortelã (opcional)
Modo de fazer:
Aqueça uma frigideira em fogo médio. Coloque as frutas e o suco de laranja
Deixe ferver. Diminua o fogo e deixe ferver por cerca de 12 a 15 minutos.
Após o cozimento, separe as frutas cozidas de sua calda. Coloque na geladeira a calda do cozimento das frutas.
Coloque as frutas coadas numa frigideira. Aqueça a frigideira em fogo baixo. Deixe ferver
Enquanto isso, misture numa vasilha a goma de tapioca, um pouco de água e um pouco da calda de frutas. Misture bem.
Adicione esta mistura à frigideira mexendo sempre, até que engrosse.
Deixe esfriar um pouco e coloque em tacinhas. Deixe gelar por algumas horas
Ao servir, adicione um pouco das frutas cozidas que estavam na geladeira.

Salada de frutas cítricas com romã

Serve 6 pessoas

Ingredientes:

3 laranjas vermelhas, descascadas, sem pele nem sementes, cortadas em gomos.

3 laranjas descascadas, sem pele nem sementes, cortadas em gomos

3 toranjas, descascadas, sem pele nem sementes, cortadas em gomos

3 colheres de sopa de mel orgânico (opcional)

1 xícara de sementes de romã

2 colheres de sopa de menta fresca picada

4 colheres de sopa de suco de limão

Modo de fazer:

Corte as laranjas em pedaços. Coloque numa vasilha grande

Adicione a romã, o suco de limão, o mel e misture bem. Coloque a menta picada.

Deixe na geladeira por algumas horas.

Sirva

Banana frita com mel
Serve 2 pessoas
Ingredientes
2 bananas fatiadas
2 colheres de sopa de mel
1/2 colher de chá de canela em pó
1/4 de xícara de óleo de coco
1/2 xícara de água quente
Modo de fazer:
Aqueça uma frigideira em fogo médio. Coloque o óleo de coco Quando o óleo esquentar, adicione as fatias de banana
Frite por alguns minutos. Vire as bananas e frite mais um pouco. Retire e coloque em uma travessa.
Enquanto isso, misture a água e o mel. Reserve.
Despeje essa mistura sobre as bananas. Salpique canela e sirva.
Pudim de chia com cereja
Serve 10 pessoas
Ingredientes:
12 tâmaras sem caroço e cortadas em quatro
2 colheres de sopa de extrato de baunilha
1 xícara de sementes de chia

800 ml de leite de coco
300gr de cerejas descongeladas
Modo de fazer:
No liquidificador, bata as tâmaras e o leite de coco até formar uma mistura cremosa.
Adicione as cerejas com seu suco e bata em velocidade menor, até incorporar. As cerejas não podem estar muito trituradas
Adicione as sementes de chia e misture com uma colher ou espátula. Não é necessário utilizar o liquidificador.
Coloque em taças para servir e coloque para gelar por algumas horas até que endureça
Dura por até 3 dias na geladeira

Bolinhas de chocolate e avelã
Serve 10 pessoas
Ingredientes:
20 avelãs inteiras, torradas
2 xícaras de avelãs torradas e picadas em pedaços pequenos
4 colheres de sopa de cacau em pó orgânico
1/2 xícara de xarope de bordo ou mel orgânico
2 colheres de chá de extrato de baunilha

Modo de fazer:

Coloque uma xícara das avelãs picadas num processador e processe até que vire uma farinha.

Adicione o cacau, o xarope de bordo ou mel, o extrato de baunilha e continue a pulsar. Transfira para uma vasilha e reserve.

Coloque a outra parte das avelãs picadas num prato.

Primeiro, mergulhe as avelãs inteiras no creme de cacau. A seguir, passe-as nas avelãs picadas e depois coloque em uma assadeira forrada com papel manteiga.

Deixa no freezer por cerca de 20 minutos. Retire e deixe descongelar por 5 minutos Sirva.

Cheesecake de limão e abacate

Serve 6 pessoas

Ingredientes:

Para a base

1/2 xícara de amêndoas, demolhadas em água por 8 horas, já secas

1/2 xícara de nozes pecãs, demolhadas em água por 2 horas, já secas

2 colheres de sopa de ghee ou manteiga ou óleo de coco

5 tâmaras sem caroço

1/8 de colher de chá de sal marinho

Para o recheio:

2 ou 3 abacates maduros e cortados.

1/2 colher de sopa de raspas de limão galego

2 colheres de sopa de suco de limão galego

1/4 de xícara de mel orgânico

1/4 de xícara de óleo de coco

1/8 de colher de chá de sal marinho

1/2 colher de chá de extrato de baunilha

Modo de fazer:

Para a massa: Coloque todos os ingredientes no processador e pulse até se tornar uma farofa. A mistura deve estar pegajosa ao pegar. Transfira para uma assadeira.

Deixe na geladeira para endurecer.

Enquanto isso, faça o recheio do cheesecake: Coloque num processador todos os ingredientes para o recheio e processe até ficar cremoso.

Jogue por cima da massa. Coloque a assadeira de volta à geladeira. Deixe gelar por cerca de uma hora ou até o recheio endurecer.

Corte e sirva

Considerações finais

Gostaria de agradecer novamente por ter adquirido este livro.

A dieta Paleo é eficiente na perda de peso e melhora sua saúde de forma geral. Basta seguir apenas dois pontos principais desta dieta para conseguir o que deseja: evite todos os tipos de comida processada e prefira alimentos integrais e naturais. Você verá os bons resultados dentro de algumas semanas seguindo esta dieta. Fazendo as receitas deste livro, você irá preparar pratos saborosos e nutritivos. E a dieta Paleo é bastante simples de seguir. Ao começar a adotar a dieta, você terá ideia de quais alimentos são bons ou não para você. Siga seus instintos e verá que esta é a dieta é a mais eficiente que já viu.

Espero que este livro ajude você a preparar receitas saudáveis e deliciosas.

Muito obrigada e boa sorte!

www.ingramcontent.com/pod-product-compliance
Lightning Source LLC
LaVergne TN
LVHW020429080526
838202LV00055B/5099